PREMIER MONASTÈRE DES CARMÉLITES DE FRANCE

# DISCOURS

POUR LA VÊTURE

DE

# M^ELLE GENEVIÈVE ÉBLÉ

EN RELIGION

## SŒUR GENEVIÈVE DE L'ENFANT JÉSUS

PAR

## M. L'ABBÉ A. RICHE

PRÊTRE DE LA COMMUNAUTÉ DE SAINT-SULPICE

**Le 26 février 1878**

## PARIS

### TYPOGRAPHIE LAHURE

RUE DE FLEURUS, 9

# DISCOURS

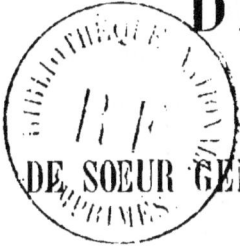

## DE SŒUR GENEVIÈVE DE L'ENFANT JÉSUS

*Magister bone, quid boni faciam ut habeam vitam æternam?*
Bon Maître, quel bien dois-je faire pour obtenir la vie éternelle?

Matth., xix, 16.

MA CHÈRE ENFANT, MES FRÈRES,

A vingt ans, quand on jouit de la vie dans toute
sa plénitude, il semble que les aspirations de l'âme
devraient être entièrement satisfaites : il n'en est pas
ainsi cependant; il s'en faut bien !

A certaines heures de cette vie, aux plus heureuses
peut-être, on rentre en soi-même, on interroge son
cœur, on regarde le ciel; et l'on ressent je ne sais
quel vide qui crie vers Dieu, et que rien, sur la terre,
ne pourra combler jamais. O mon âme! ô mon âme!

se demandait le Roi-prophète, pourquoi donc es-tu triste, et pourquoi me troubles-tu? *Quare tristis es, anima mea, et quare conturbas me?*

Pourquoi?... Ah! je le sais bien! C'est que mon âme est faite pour Dieu, c'est qu'elle a soif de l'infini; et, parce qu'elle ne trouve, autour d'elle, que la créature et le fini, elle gémit intérieurement de ce qui lui manque; et elle cherche, au-dessus d'elle, ce qui est éternel. « Mon Dieu! disait saint Augustin, c'est pour vous que vous nous avez faits, et notre cœur est inquiet tant qu'il ne se repose point en vous. »

Après cela, mes frères, je ne m'étonne plus de lire, dans le saint Évangile, qu'un jeune homme vint, un jour, trouver Jésus en lui disant : « Bon Maître, que faut-il donc que je fasse de bien, pour obtenir la vie éternelle »: *Magister bone, quid boni faciam, ut habeam vitam æternam?* La question était capitale; elle était faite par une âme travaillée du désir de connaître la vérité; et elle s'adressait à Celui qui avait dit de lui-même : « Je suis la Vérité » : *Ego sum veritas.* Écoutons donc la réponse du Sauveur Jésus.

« Si tu veux entrer au chemin qui conduit à la vie éternelle, observe les commandements » : *Si vis ad vitam ingredi, serva mandata.* — « Les commandements, reprit le jeune homme, quels sont-ils donc? » — Et déjà, avec l'ardeur de la jeunesse, il se demandait quels pouvaient être ces commandements nouveaux qu'il croyait bien ne pas connaître.

Jésus lui répondit : Ces commandements, ce sont, d'abord, ceux que le Seigneur a donnés à tes pères sur le mont Sinaï, par l'intermédiaire de Moïse; ce sont les préceptes du Décalogue : Tu n'auras point d'autres dieux que moi.... Tu honoreras ton père et ta mère;... et le reste.

Vous l'entendez, mes frères : pour obtenir la vie éternelle, ce qu'il faut, avant tout, c'est la pratique des commandements de Dieu; c'est la pratique des premiers devoirs, envers Dieu, envers le prochain et envers soi-même. Envers son père et sa mère, tout spécialement; car je remarque que ce précepte particulier se trouve reproduit dans les trois évangélistes qui racontent le fait : *Honora patrem tuum et matrem tuam.*

« Seigneur, reprit le jeune homme, depuis ma jeunesse je les ai observés, ces commandements ; que me faut-il donc faire de plus ? » *Omnia hæc custodivi a juventute meâ, quid adhuc mihi deest?*

On s'étonne, mes frères, que ce jeune homme ne se soit pas contenté de la réponse générale qui lui avait été donnée par le Sauveur. Il voulait savoir ce qu'il avait à faire pour obtenir la vie éternelle; Jésus-Christ le lui dit ; que veut-il de plus ?

Ah ! chrétiens, c'est qu'il y a des âmes aux aspirations desquelles les sacrifices ordinaires ne suffisent pas. Pénétrées profondément de cet ineffable amour que Dieu daigne témoigner à sa pauvre et misérable créature, elles se demandent par quelle immolation elles pourront reconnaître ce qu'elles en ont reçu ; elles ont soif de se sacrifier, en rendant à Dieu amour pour amour. Non, Seigneur, lui disent-elles, comme le jeune homme de l'Évangile, ce ne m'est point assez d'avoir observé les préceptes, pour obtenir la vie éternelle ; j'ai besoin de vous offrir quelque plus grand sacrifice ; dites-moi donc, que me faut-il faire de plus? *Quid adhuc mihi deest?*

A ces mots, Jésus regarda le jeune homme; et, l'ayant regardé, dit saint Marc, il l'aima : *Et intuitus eum, dilexit illum.* Ah ! mes frères, quelle suave parole que celle-là, dans son application à notre divin Sauveur ! *Et intuitus eum, dilexit illum.* Jésus regarde ce jeune homme; et, dans ses yeux, sur les traits de son visage, dans sa parole, il voit son âme se manifester avec une si touchante simplicité, qu'il l'aime d'un amour de prédilection : *Et intuitus eum, dilexit illum.*

Écoute, lui dit-il, « si vraiment tu veux être parfait, fais l'abandon de ce que tu possèdes; laisse tout à ceux qui sont dans l'indigence, pour avoir, en

échange, un trésor dans le ciel ; alors tu pourras
venir et marcher à ma suite » : *Veni et sequere me.*

Ce jeune homme, mon enfant, on le connaît dans
votre famille. Je le connais, moi aussi. Dans la mission
que Dieu m'a confiée au milieu des jeunes gens, je l'ai
souvent rencontré ; et je l'ai vu plus généreux que
celui de l'Évangile. Oui, car, en effet, celui-ci recula
devant les conseils de perfection qu'il avait sollicités,
et que Jésus venait de lui donner. « Il possédait de
grands biens, dit l'évangéliste ; et, à cause de cela, il
se retira triste à la réponse du Maître » : *Abiit tristis,
erat enim habens multas possessiones.* Mais, au con-
traire, il en est d'autres qui reçoivent avec bonheur
le conseil de la perfection ; et, s'il leur reste une
arrière-pensée, dans la plénitude de leur immolation,
c'est celle de n'avoir pas davantage, pour faire à Dieu
un plus grand sacrifice.

La jeune vierge chrétienne n'est pas restée en
arrière sur le chemin du dévouement. Avant l'âge
de vingt ans, dans la pleine jouissance des tendresses
de la famille et des douceurs de la vie, en présence
des fascinations du monde, nous l'avons vue soucieuse
et préoccupée des intérêts d'un autre monde et des
jouissances d'une autre vie. Ah ! c'est à la vie éternelle que son âme aspirait. Oui, la vie éternelle !
« Faites-moi donc connaître, disait-elle, ce que je dois

faire pour l'obtenir » : *Quid boni faciam, ut habeam vitam æternam?* Elle le demandait à Dieu dans la prière; elle le demandait à celui qu'elle regardait comme le représentant de Dieu, et comme le délégué de son bon père; et celui-ci lui répondait : D'abord, mon enfant, « observez bien les commandements » : *Serva mandata.* Observez les commandements de Dieu, soyez-lui fidèle, et n'adorez rien, sur la terre, de ce que le monde adore. Ne vous contentez pas d'éviter tout ce qui pourrait être préjudiciable au prochain; soyez douce, bonne et charitable pour tous. N'oubliez pas, surtout, ce que vous devez à la mémoire d'un père loyal, vertueux et chrétien ; pensez souvent à la tendresse de votre mère, à l'affection, à la sollicitude, au dévouement de ceux qui vous aiment tant dans la famille ! *Honora patrem tuum et matrem tuam.*

— Vous qui connaissez les secrets de mon âme, reprenait la jeune fille, vous le savez bien, ces préceptes, je les ai observés dès ma plus tendre jeunesse: *Omnia hæc custodivi a juventute meâ.* Il ne m'en a pas coûté beaucoup pour cela; ces leçons sont les seules que j'aie jamais entendues, et ce sont aussi celles que j'ai vu pratiquer dans la famille. Mais je voudrais quelque chose de plus; je voudrais me donner, me sacrifier, m'immoler tout entière à Celui qui a daigné

se sacrifier jusqu'à mourir pour le salut de nos âmes;
dites-moi donc, que me faut-il faire pour cela? *Quid
adhuc mihi deest?*

Et le prêtre répondait : Vous êtes bien jeune, ma
fille! il est trop tôt, pour vous, de gravir les pentes
escarpées et rudes du calvaire; vous ne les connaissez
pas; vous êtes un enfant! Attendez donc l'heure de
Dieu; et, en attendant, priez, méditez, faites le bien,
et, surtout, observez les commandements : *Serva
mendata.*

La jeune fille obéit et demeura fidèle. Et, cependant, avec le temps, ses aspirations devenaient plus
ardentes, et le travail de la grâce s'accomplissait à
l'intérieur. A vingt ans, c'en était fait. A la demande
de cette âme, qui avait besoin de savoir ce qui lui
restait à faire pour se donner tout à Dieu : *Quid
adhuc mihi deest?* Dieu lui-même avait déjà répondu
intérieurement : — Écoute, mon enfant, si tu veux
être parfaite, fais l'abandon de tout ce que tu possèdes
de plus cher au monde; je ne dis pas seulement des
biens et des plus légitimes jouissances de la vie : ce
serait trop peu pour toi; mais quitte encore, extérieurement, ceux que tu aimes le plus sur la terre : ta
mère, ta sœur, tes frères, ta vénérable grand'mère, tes
tantes, tes oncles, tous les parents, toutes tes amies;
renonce aux joies que tu leur as données et que tu

en as reçues jusqu'à présent ; alors tu pourras venir et marcher à ma suite : *Veni et sequere me.*

Telle était la réponse qu'elle croyait avoir reçue de son bon Maître. Oui, mais ne s'était-elle pas trompée? N'était-ce point un élan généreux mais passager de cette âme inexpérimentée? Il est si facile de se faire illusion, à vingt ans! Il y avait bien, à côté d'elle, la pieuse sollicitude d'une mère; mais, si chrétienne qu'elle soit, ce n'est point au cœur d'une mère qu'il faut demander la solution d'une semblable question. Un homme, accoutumé, par profession, à la générosité du sacrifice, un père chrétien, aurait peut-être reconnu plus facilement ici l'appel d'en haut; mais, ce père, Dieu l'avait rappelé à lui! Il est vrai qu'il n'était pas tout entier absent du sein de sa famille. Avant de quitter la vie, à l'ami, au prêtre qui l'assistait dans ses derniers moments, il avait confié la mission de continuer l'œuvre de sa sollicitude pour ses chers enfants; et il sembla que quelque chose de vraiment paternel avait passé du cœur du général dans le cœur du prêtre. Dès lors, celui-ci était investi de la double autorité, qui vient de la nature et de la grâce : que fallait-il de plus pour résoudre la question d'un enfant à son père?

Quand donc l'enfant vint lui confier que Dieu lui avait souvent dit au cœur qu'elle devait tout quitter

pour suivre Jésus-Christ au chemin de la perfection,
et quand elle demanda si elle ne se trompait pas dans
sa plus intime conviction, après plusieurs années
d'épreuves, l'heure était venue de donner une réponse. — Eh bien, oui, mon enfant, c'est Dieu qui
vous appelle; vous ne pouvez plus être que l'épouse
du Christ; allez et marchez à sa suite.

A cette réponse, qui devait décider d'une vie tout
entière, en la dévouant exclusivement à Dieu dans la
prière et la mortification, la défaillance était encore
possible : nous l'avons vue dans le jeune homme de
l'Évangile, qui se retira triste, parce qu'il possédait
de grands biens, et que Jésus lui conseillait d'en faire
le sacrifice. Mais il y a, grâce à Dieu, des âmes plus
généreuses dans leurs résolutions.

C'était la veille de son entrée au Carmel. — Mon
enfant, lui dit son directeur, il en est temps encore;
n'auriez-vous point dans l'âme quelque arrière-pensée? La jeune fille se recueillit. — Mon père, répon-
dit-elle, si vous me disiez maintenant, qu'à côté du
Carmel, il y a un autre monastère où je pourrais me
donner encore plus complétement à Notre-Seigneur,
c'est là que j'aimerais mieux entrer. — Ce sont vos
propres paroles, mon enfant; soyez fidèle aux sentiments qui vous les ont inspirées.

A la question faite à Jésus par le jeune homme,

l'évangéliste nous a fait remarquer que le Sauveur l'ayant regardé, il l'aima : *Et intuitus eum, dilexit illum*. Or, s'il en fut ainsi pour ce jeune homme, qui recula, cependant, devant l'accomplissement du conseil qu'il avait sollicité, jugez de ce qui doit être pour l'âme qui n'a que le regret de ne pouvoir faire à Dieu un plus grand sacrifice. Ah ! c'est sur cette âme surtout que le Sauveur Jésus s'incline avec un regard de complaisance. Il la regarde, et il l'aime ; il l'aime, et son amour répand dans l'âme privilégiée un charme inexprimable. Ne la plaignez pas, cette âme, à la pensée des sacrifices qu'elle doit faire toute sa vie ; elle est aimée, elle aime : il n'y a plus de peine, il n'y a plus de souffrance pour elle ; ou bien, s'il reste encore quelque souffrance, dit saint Augustin, cette souffrance est aimée : *Si laboratur, labor amatur*.

Après cela, mes frères, si vous nous demandez ce qui résume la vie d'une âme, dans les conditions que nous venons d'exposer, nous pourrons vous répondre par un mot de saint Paul. « Pour moi, dit-il, la vie, c'est Jésus-Christ, et la mort m'est un gain » : *Mihi vivere Christus est, et mori lucrum*. Ne me parlez pas de vivre sans le Christ, ce n'est plus la vie telle que je la comprends, et j'aimerais mieux mourir ! D'ailleurs, ce n'est pas pour jouir ici-bas que je veux m'attacher ainsi à Jésus-Christ; c'est pour souffrir comme lui, c'est pour mourir avec lui et pour lui.

Vous voulez savoir ce que peut faire une carmélite pendant toute cette vie qu'elle passe dans le cloître. Ce qu'elle fait? La plus grande chose du monde. Écoutez-la qui vous répond avec saint Paul : *Adimpleo quæ desunt passionum Christi :* « Je supplée à ce qui manquerait à la passion de mon divin Maître, » sans les sacrifices personnels qui doivent en faire l'application. Et, parce qu'il y a tant d'âmes qui n'y pensent pas, et qui se perdraient dans cet oubli! je me sacrifie pour elles : *Adimpleo quæ desunt passionum Christi.* Ah ! sans doute, je ne puis rien par moi-même ; mais je ne suis pas seule ; et, parce que Jésus-Christ est ma vie, « ce n'est plus moi qui vis, c'est Jésus-Christ qui vit en moi » : *Vivo, jam non ego, vivit vero in me Christus.*

A ce degré d'abnégation et de générosité, l'âme se sacrifie avec un désintéressement qui se perd tout entier dans la confiance en Dieu. Ne sait-elle pas qu'elle se confie à Celui qui est la bonté même, à Celui que le cœur de l'homme appelle *le bon Dieu?* Écoutez ce qu'il promet aux disciples qui l'auront fidèlement suivi au chemin de la perfection : « Celui qui aura quitté pour moi sa maison, ses frères, ses sœurs, son père, sa mère, son épouse, ses enfants et ses biens, celui-là recevra le centuple, et il possédera la vie éternelle. »

Notre-Seigneur avait déjà promis la vie éternelle à celui qui aurait accompli les commandements de Dieu avec fidélité; maintenant donc, quel sera ce centuple qu'il réserve à ceux qui auront pratiqué, pour son amour, les conseils de la perfection? Ici, mes frères, je ne puis répondre encore que par les paroles de l'apôtre saint Paul : « L'œil de l'homme n'a point vu, son oreille n'a point entendu, son cœur n'a point senti ce que Dieu réserve à ceux qu'il aime. » Ce n'est pas comme la mer qui a son flux et son reflux; c'est l'océan immense qui déborde à la fois sur tous ses rivages! Source ineffable de vie et de lumière, mon Dieu, s'écrie le prophète, « je serai rassasié, lorsque votre gloire m'apparaîtra » : *Satiabor, cum apparuerit gloria tua!*

Et maintenant, mes frères, dans les agitations, dans les anxiétés et les préoccupations au milieu desquelles nous vivons, n'est-il pas vrai qu'il nous est bon de venir reposer notre âme aux pures et saintes régions du Carmel? N'est-il pas vrai, surtout, qu'il nous est utile de nous retremper dans l'esprit de sacrifice, devant l'exemple qui nous en est aujourd'hui donné d'une manière si touchante?

Ah! ce n'est pas le bonheur que nous demandons;

nous le savons bien, le bonheur n'est pas un hôte de
cette vie; ou bien, s'il y est, ce n'est qu'en passant!
Mais ce que nous désirerions, du moins, c'est la paix.
Pourquoi donc tant de divisions dans les esprits,
pourquoi tant de discordes dans les cœurs, lorsque la
paix a été promise aux hommes de bonne volonté?
Pourquoi, mes frères? Jésus-Christ nous l'a dit : la
paix est le fruit de la douceur et de l'humilité. « Ap-
prenez de moi à être doux et humbles de cœur, et vous
trouverez le repos dans vos âmes. » Oui, mais parce
qu'en dehors de la vertu du Christ, il n'y a, dans le
monde, qu'égoïsme et qu'orgueil, voilà d'où viennent
ces antagonismes et ces luttes sans fin qui nous désolent.

Bienheureuses les âmes qui peuvent y échapper, en
abritant leur vie dans ces pieux asiles où elles ne
vivent plus que pour Dieu! Paix sur la terre, déjà, à
ces âmes de bonne volonté! Oui, mais pour nous,
mes frères, pour nous qui devons fournir notre car-
rière dans le champ de ce monde si péniblement tour-
menté, n'y a-t-il pas aussi quelque douceur à venir
nous reposer, de temps en temps du moins, dans les
pensées et les sentiments qui donnent la paix aux plus
fidèles disciples de Jésus-Christ? C'est ici que nous
aimons à nous rappeler ses enseignements et ses
exemples; nous les comprenons mieux, en les voyant

pratiquer avec tant de perfection ; nous les sentons mieux, surtout ; et nous en rapportons je ne sais quelle impression douce et calme qui nous fait du bien.

Mais c'est principalement pour la vertu qu'il y a profit dans le spectacle touchant dont nous sommes aujourd'hui les témoins. Maintenant, en effet, plus que jamais, le monde a besoin de grandes et fortes vertus, pour soutenir les sociétés ébranlées, et pour relever les peuples abaissés. Pour ceux qui n'ont pas le bonheur de posséder la foi, ces vertus sont celles que l'on regarde comme fondamentales dans la conscience humaine ; ce sont les vertus cardinales : la Justice, la Force, la Prudence et la Tempérance. Pour les chrétiens, ce sont ces vertus aussi, mais agrandies, mais couronnées par les vertus surnaturelles : la Foi, l'Espérance et la Charité.

Eh bien, pour les uns comme pour les autres, il faut des encouragements, il faut des exemples surtout ; et, je vous le demande, ne les trouvons-nous point ici ? Connaissez-vous des théories qui vaillent les pratiques du Carmel, pour enseigner et recommander la tempérance ? Pourriez-vous dire quels sont, dans le monde, les sacrifices qui demandent plus de force et d'énergie que ceux que l'on pratique ici tous les jours de la vie ? Et, quant aux vertus surnaturelles, exclu-

sivement chrétiennes, qu'on nous dise donc l'asile
qui les voit fleurir avec plus de perfection.

Ah ! je sais bien tout ce que l'on dit, pour soutenir que la charité est plus fructueusement pratiquée
dans certains autres Ordres, dans les ordres hospita-
liers, par exemple. Nous l'avions cru, nous l'avions
dit nous-même, avant d'être éclairé d'une meilleure
lumière. Or, après avoir médité sur les principales
misères qui désolent la terre, on arrive à conclure que
les misères physiques sont innombrables, sans doute,
et qu'elles appellent le dévouement sous toutes ses
formes ; mais on se convainc aussi, que la plus
grande misère de l'humanité est celle de sa culpabi-
lité devant la justice de Dieu ; et que le dévouement
qui se consacre à la réparation par la souffrance vo-
lontaire, dans la mystérieuse économie de la réversi-
bilité des mérites, est la charité pratiquée à son su-
prême degré.

Donc, ô ma chère enfant ! pour vous comme pour
nous, vous avez bien vraiment choisi la meilleure part.
Pour vous d'abord, puisque c'est au centuple que
notre bon Maître vous récompensera de vos sacrifices.
Mais c'est aussi pour nous ; oui, pour nous, parce que
notre âme viendra souvent retrouver la vôtre, derrière
ces grilles, au pied de cet autel, et qu'elle s'y reposera
dans une commune prière et dans un souvenir tou-

jours fidèle. Pour nous, parce que votre exemple nous suivra comme un encouragement dans les défaillances qui seraient notre épreuve. Enfin, votre résolution nous sera profitable, parce que vous nous donnerez part à vos prières et à vos sacrifices.

D'ailleurs, c'est seulement à l'extérieur que nous serons séparés : il n'y a pas de séparation pour les âmes; surtout quand elles peuvent se retrouver dans le Cœur de Jésus. Et, même extérieurement, ce n'est que pour un temps qui ne sera pas long ; car les jours de la terre passent vite ! *Sursum corda !* Nous ne sommes ici-bas que dans un lieu de passage; la patrie, l'éternelle patrie, elle est au ciel ! et c'est là, mon enfant, et c'est là, mes frères, que nous devons nous revoir, pour ne plus nous séparer jamais.

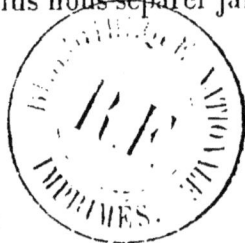

Typographie Lahure, rue de Fleurus, 9, à Paris.

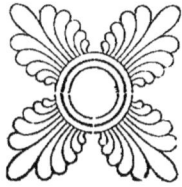

www.ingramcontent.com/pod-product-compliance
Lightning Source LLC
Chambersburg PA
CBHW050402210326
41520CB00020B/6417